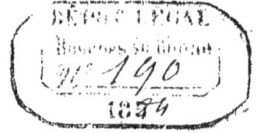

RÉPONSE

AU RAPPORT CRITIQUE

DU Dᴿ FALLOT

Relevé de onze observations tendant à établir l'influence
de la congestion chronique du foie
sur l'avortement et l'albuminurie puerpérale

Par le Dʳ E. POUCEL,

Chirurgien des hôpitaux de Marseille.

MARSEILLE.

TYP. ET LITH. BARLATIER-FEISSAT PÈRE ET FILS,
RUE VENTURE, 19

1884

RÉPONSE

AU RAPPORT CRITIQUE

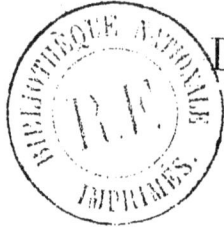

DU Dʳ FALLOT

Relevé de onze observations tendant à établir l'influence
de la congestion chronique du foie
sur l'avortement et l'albuminurie puerpérale

Par le Dʳ **E. POUCEL,**

Chirurgien des hôpitaux de Marseille.

x

MARSEILLE.

TYP. ET LITH. BARLATIER-FEISSAT PÈRE ET FILS,
RUE VENTURE, 19

1884

RÉPONSE AU RAPPORT CRITIQUE DU Dr FALLOT [1]

Relevé de onze observations tendant à établir l'influence de la congestion chronique du foie sur l'avortement et l'albuminurie puerpérale, par le Dr POUCEL.

La science, malgré le contrôle possible de la plupart des faits, a sous certains rapports le même sort que la politique et la religion ; on a rarement vu la discussion, *lorsqu'elle affecte une certaine forme*, servir au progrès d'une idée, et le proverbe qui en fait jaillir la lumière n'est qu'une utopie à ajouter à tout le bagage dont l'humanité a surchargé ses épaules ! Pour cette raison, et uniquement pour cette raison, je ne répondrai que par quelques considérations générales à la critique que mon distingué confrère le docteur Fallot a faite de mon travail sur l'*Influence de la congestion chronique du foie dans la genèse des maladies*, laissant de côté tout ce qu'il y a de personnel dans son mémoire.

Cette critique est *acide* ; une critique neutre eût été à la fois plus digne de lui et du sujet. Le raisonnement y eût gagné et sa place n'aurait pas été prise par beaucoup d'autres choses qui ne sont ni de la science ni du raisonnement.

Toutefois, j'ai à cœur de relever une accusation, c'est celle qui concerne l'oubli de mes devoirs envers un maître et un ami vénéré ! ! M. Fallot me reproche de n'avoir pas saisi cette occasion pour rappeler la leçon qu'a faite le docteur Fabre sur l'*Influence que le foie malade exerce sur les organes voisins* et de déposer ainsi sur sa tombe les fleurs de la reconnaissance ! Ce reproche dure plus d'une demi-page ! Mon confrère s'en sert habilement, il est d'ailleurs dans la

(1) Voir le *Marseille Médical*, n° 8, août 1884.

note et l'esprit de son article. — Mais il n'a qu'un tort. — Fabre vivait encore quand mon travail a paru ! — De plus c'est à lui seul et à ses profondes méditations que j'en avais soumis depuis longtemps le canevas d'abord et le manuscrit ensuite, et je garde la consolation qu'il s'était formé sur cette vue synthétique de la pathologie et sur ce travail, *dont il se proposait de faire l'analyse*, une tout autre opinion que celle qui pourrait venir à l'esprit quand on a lu la critique de notre confrère.

Citerai-je d'autres témoignages de sympathie que ce travail a suscités ? Si je le fais, ce n'est point par vanité mais pour prendre l'appui d'autorités incontestées, et je pourrais nommer à côté de Fabre, MM. Durand-Fardel, Cyr, Bourdon, Huchard, Teissier père, de Lyon ; des professeurs de Nantes, de Bordeaux, de Besançon, de Lille, de Londres, d'Alger, de Naples, de New-York, etc. Tout ceci uniquement pour montrer à notre distingué confrère le docteur Fallot que ce travail a été pris fort au sérieux par des hommes dont la valeur scientifique est universellement reconnue et qu'il aurait fallu, pour le réfuter, probablement autre chose que des citations de Molière ou des arguments *aigrelets* dont la valeur douteuse appelle après eux plusieurs points d'interrogation.

Notre confrère tient à nous dire qu'il ne se rallie pas à notre thèse ; il aurait tort de le faire s'il est satisfait des *clartés* de la médecine anatomo-pathologique et surtout des *précieux résultats de sa thérapeutique !!!*

Ce *système*, qui a la prétention de faire de la médecine une science *positive* en lui donnant pour base la lésion et pour instrument d'investigation le microscope, conduit fatalement à une double erreur : une erreur de principe qui lui fait prendre pour la cause du mal ce qui n'en est que le résultat plus ou moins éloigné, et une erreur d'application qui en est la conséquence obligée.

On se plaint que la médecine progresse, mais pas la thérapeutique !! Cela tient à ce que les progrès réalisés sont plus *apparents* que *réels*. A coup sûr, il est bon de connaître, et dans tous leurs détails, les ravages que la maladie a faits dans un organe, mais la raison philosophique ne doit jamais, dans la science la plus positive, se départir de ses droits, car sans elle il ne se fait rien de fécond et elle doit placer cette lésion constatée au rang de subordination que l'observation clinique et que la physiologie lui imposent.

A ce second rang, qui est encore une place d'honneur, le microscope peut rendre de signalés services, tandis que si l'on en fait le *pivot* de toute la médecine, il conduira logiquement, par usurpation de fonctions, aux résultats que beaucoup d'esprits clairvoyants déplorent déjà.

Mon confrère entreprend avec vigueur la démonstration que la maladie commence par la lésion, je lui répondrai, avec non moins de conviction, qu'elle commence par la viciation du milieu interne, et que si le microscope ne peut pas découvrir ces altérations, ce n'est pas sa faute, mais on ne saurait conclure de là à leur non existence. Ainsi, par exemple, le sang artériel et le sang veineux n'ont pas les mêmes bandes d'absorption, et cependant les globules ont la même forme ; l'oxyde de carbone attaque l'hémoglobine et tue ; il produit un déplacement des bandes et le microscope ne constate rien. Il en est de même du chloral, de l'hydrogène sulfuré, du bitartrate de potasse, etc., qui, même à dose toxique, n'altèrent pas les formes globulaires, et dont les effets ne peuvent être reconnus que par l'analyse spectrale.

Il en est encore de même, et à plus forte raison, dans les états diathésiques où l'hémoglobine pourra subir des altérations qui échapperont au microscope, mais qui, pour cela, n'en seront pas moins profondes. Et s'il en est ainsi pour les lésions globulaires, que dire des altérations si complexes que pourra subir le plasma, cette solution de matière organique (ou plus exactement hémi-organisée) si compliquée! dont les matériaux, quoique intimement mêlés, sont groupés cependant dans deux séries opposées, les uns qui montent vers l'organisation, les autres qui en viennent. Ce liquide pourra être vicié, profondément vicié, — au point même de donner la mort, — sans que le microscope s'en doute.

Arrivons aux tissus — mon critique sera, j'espère, de mon avis au moins sur ce point, à savoir : que la cellule vivante opère, non par *spontanéité*, mais bien par *réflectivité*. Or, si son milieu est chimiquement normal, elle sera normalement impressionnée par lui : elle puisera donc dans ce milieu les matériaux d'une nutrition normale et, comme la structure cellulaire est subordonnée à la composition chimique, que cette structure ne s'altère que quand des changements profonds sont survenus dans la matière dont elle se compose, celle-ci étant normale, la structure le sera également, et si la structure et la composition chimique sont normales, la fonction qui en résulte sera physiologique. La matière vivante ne peut pas avoir de raison pour se comporter autrement, — et c'est, par conséquent, en viciant le milieu interne que les ingesta, les influences cosmiques et morales peuvent altérer secondairement les formes organiques.

Or, il est bien certain qu'au point de vue de la formation du plasma, c'est-à-dire de la matière vivante, le rôle du foie est absolument prépondérant et toutes les autres glandes, sans exception, n'ont qu'un rôle secondaire et sont susceptibles de suppléance réciproque. C'est le foie qui va élaborer les matériaux quaternaires à leur entrée dans l'organisme pour en faire de la matière hémi-organisée, de la matière vivante et c'est encore lui qui fera subir aux matériaux qui ont vécu, une opération rétrograde qui préparera leur élimination.

Le foie donc n'occupe pas en pathologie la place marquée par son importance fonctionnelle.

Ceci étant admis et la maladie commençant, d'après nous, non pas lorsqu'il y a de l'athérome artériel, non pas lorsqu'un anévrisme se rompt, non pas lorsqu'une apoplexie éclate, non pas lorsque des poumons indurés suppurent, etc., mais bien longtemps avant, alors que le malade ressent ces troubles que notre confrère a grand tort, très-grand tort, d'appeler *vagues* et *insignifiants* et qui sont la première expression morbide, le premier cri de détresse de la matière vivante devenant malade. — Cette altération peut s'aggraver pendant plusieurs années sans produire de lésions anatomiques capables de réjouir les yeux d'un micrographe, *elle n'en existe pas moins* — et c'est après un stade d'*indifférence* ou d'*indéterminisme* que l'altération prend une forme et se *localise*. Cette altération non figurée du milieu interne constitue le terrain favorable au développement des organismes venus du dehors et crée cet état de réceptivité nécessaire aux maladies microbiques (1). Cette altération du milieu interne constitue encore les états diathésiques, c'est-à-dire les prédispositions morbides et ce sont précisément ces états diathésiques qu'il faut savoir tenir en échec par une médication de chaque jour et par une hygiène spéciale si l'on veut prévenir l'explosion des maladies somatiques. Mais il faut pour cela regarder comme *très-importants* les symptômes que mon confrère appelle *vagues* et *insignifiants* (2).

(1) Si mon confrère ne s'était pas laissé entraîner trop loin par la passion de la réfutation, il aurait admis, sans doute, que pour contracter une maladie à microbe : tuberculose, fièvre typhoïde, variole,... il faut une prédisposition, c'est-à-dire un terrain, c'est-à-dire une composition chimique spéciale de la matière vivante.

C'est sans doute le même sentiment qui le conduit à me reprocher de ne pas parler des fonctions uropoïétiques du foie alors que, à la page 8, je dis que « c'est lui qui produit l'élaboration ultime et la solubilité des déchets organiques » et à la page 7 je montre qu'il concourt tellement à la formation de l'urée que tandis que le sang de la veine Porte ne contient que 8 grammes d'urée, celui des sus-hépatiques en contient 14 grammes!

(2) Les pages que je consacre à l'association et à l'enchaînement des diathèses et qui inspirent tant de déplaisir à mon savant critique sont précisément celles, — je le lui dis tout bas, — qui ont valu à ce travail les plus vifs éloges de notre maître le Dr Fabre, qui était un grand médecin doublé d'un grand philosophe.

Ces mêmes opinions viennent de trouver une confirmation aussi importante qu'inattendue dans la communication savante faite par Verneuil au congrès de Copenhague,

L'éminent professeur dit : « Faut-il dans un cas pareil croire que cette dame a été successivement en puissance de trois diathèses engendrant l'adénome, le fibrome et le carcinome, et n'est-il pas plus logique de penser qu'une diathèse unique, la disposition à produire des néoplasmes, a produit, en se fixant sur les glandes de la peau, un adénome, sur l'utérus, un myofibrome et sur la mamelle, un cancer? »

Vous lirez page 81 de ma brochure:

« Mais y a-t-il réellement plusieurs diathèses ? Et cette succession,

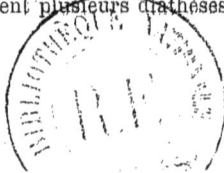

Lorsque ces altérations du milieu interne ont duré assez longtemps, surviennent les lésions organiques en commençant par le globule sanguin dont la lésion altère ou restreint le champ de l'hématose et dont l'hémoglobine altérée va concourir à une nutrition défectueuse. Puis si le sang est trop riche en acide urique, comme chez les arthritiques, surviendront toutes les innombrables lésions de la peau, des articulations, des muscles, des vaisseaux, des nerfs, du mylencéphale, des méninges, et des viscères *qui sont le résultat de l'arthritis.*

« cette superposition d'états morbides, distincts en apparence, n'est-« elle pas bien plutôt un simple degré dans la manière de mourir des « éléments cellulaires?

« Une arthrite rhumatismale devient tumeur blanche ; que s'est-il donc « passé? un peu de graisse s'est déposée dans les chondroplastes et « autres éléments cellulaires! Faut-il pour cela que l'arthritis se retire « cédant la place à une autre diathèse? Il me semble plus simple et plus « logique d'admettre que la dégénérescence granulo-protéique et « granulo-graisseuse ne sont que des altérations trophiques, des « formes morbides peu éloignées et que le passage de l'une à l'autre « est possible.

« Les calculs vésicaux ne prouvent-ils pas tous les jours par leurs « éloquentes couches concentriques la succession, l'alternance, plusieurs « fois répétée dans une courte période, de la gravelle urique et de la « phosphaturie? Dira-t-on que le sujet a été d'abord en puissance de la « scrofule, puis de l'arthritis, puis encore de la scrofule, puis de l'arthri-« tis et que ces deux états diathésiques se faisaient ainsi des politesses « aux dépens de leur victime ?

« Pour moi, je trouve plus conforme à l'observation et je n'hésite par « conséquent pas à admettre que ces deux états ne sont que *des* « *degrés* d'un trouble trophique de même ordre et qu'il n'est nullement « besoin, pour les expliquer de faire intervenir deux diathèses. »

Plus loin, Verneuil dit encore : « Un adénome grossit, change de « caractère, devient carcinome. La diathèse a-t-elle changé? Je ne le « pense pas. » Ailleurs il établit la nature arthritique des néoplasmes et rattache dans plusieurs passages cette diathèse arthritique néoplasique à des troubles trophiques.

J'établis d'abord, page 77, l'origine arthritique même de la cataracte !

Vous y lirez en effet : « C'est chez ces arthritiques qui sont devenus ou « qui vont devenir diabétiques que l'on observe surtout les dégéné-« rescences graisseuses ou amyloïdes des viscères : foie, prostate, cœur, « etc..., et même du cristalin. Ces malades ont, en effet, une prédis-

Si la salinité du sang en chlorure et en phosphate diminue, au lieu des lésions arthritiques, on verra se dérouler les non moins innombrables lésions de tissu *qui sont le résultat de la scrofule.*

Or, une médecine qui attend ces lésions tardives, et presque toutes irréparables, qui attend l'attaque d'apoplexie pour donner un lavement de sel ! ! ! est une médecine fatalement vouée à la stérilité et à la stérilité la plus absolue au point de vue pratique. Je ne plaide ici, que mon confrère veuille bien le croire, pas plus la cause de la dosimétrie que celle de l'allopathie, je plaide la cause du *bon sens* ! (1) — Lorsqu'une

« position exceptionnelle à la cataracte. Et ce qui prouve bien l'origine
« hépatique de la cataracte, c'est qu'elle nous montre les fibres cristalli-
« niennes infiltrées de graisse et pénétrées de critaux de cholestérine. La
« cataracte appartient donc au groupe arthritique et non pas aux mani-
« festations diabétiques. »

A la page 81, je dis : « Il n'existe, croyons-nous, d'antagonisme entre
« aucune diathèse : toutes (*si tant est qu'il y en ait plusieurs*) tendent
« à tuer l'élément vivant, et, dans cette œuvre de destruction, elles
« s'associent admirablement ou plutôt elles se superposent et ce qui a
« été fait par la première n'est plus à faire par celle qui la suit. » Et
page 102 : « Ainsi, dans le sang, le cœur, les artères, les articulations et
« les viscères, les dégénérescences s'enchaînent et se succèdent ; mais
« c'est toujours une altération dans la qualité ou la quantité du composé
« azoté qui marque la lésion initiale ; cette lésion une fois produite, la
« physiologie pathologique, c'est-à-dire la *nécrobiose* commence, —
« au changement de composition correspond un changement de struc-
« ture qui aboutira, lorsque les conditions seront réunies, à la produc-
« tion de tous les états morbides généraux aussi bien que de toutes les
« dégénérescences dites homéomorphes ou hétéromorphes, suscepti-
« bles de s'étendre par catalyse ou par prolifération ou de se généra-
« liser par transport des germes, soit cellulaires soit microbiques. »

Que mon confrère veuille bien encore lire la communication faite le
4 septembre courant au congrès de Blois par Hayem sur la Semeio-
logie du sang (et particulièrement du plasma) relativement au diag-
nostic et au pronostic des maladies.

Il était difficile d'arriver à une conformité de vues plus complète.
Encore quelques travaux dans ce sens, et la pathologie générale
sera constituée lorsque les causes seront des causes et les effets des
effets.

(1) Les *réjouissances* auxquelles s'abandonne notre confrère à propos de ma thérapeutique n'atténuent en rien le réquisitoire inséré dans
mon travail contre la médecine anatomo-pathologique qui, est, à pro-
prement parler, la médecine d'après les *Morts.*

artère se rompt vous ne pouvez plus rien — absolument
plus rien. — Lorsqu'elle subit la dégénérescence amyloïde
ou athéromateuse de sa tunique moyenne vous pouvez
encore quelque chose, mais déjà fort peu ! *C'est lorsque la
matière vivante commençait à être malade qu'il fallait
intervenir.*

Mais pour s'éclairer il faudrait autre chose que l'ironie et
le dédain que le système anatomo-pathologique déverse sur
toute vérité médicale qui n'a pas son cadavre et ses planches
microscopiques, cependant il y a dans la stérilité de ses résultats, de quoi le rendre modeste ! et cette stérilité, qu'on ne s'y
trompe pas, n'est pas due à l'insuffisance des remèdes mais à
une *erreur doctrinale* qui se résume dans le syllogisme
suivant :

1° Il n'y a de maladie que quand le microscope a prononcé !

2° Or le microscope, on ne le sait que trop, ne peut con-
stater que des lésions tardives, des résultats, des altérations
sur lesquelles le plus souvent la thérapeutique est sans prise.

3° Donc la thérapeutique est la dernière et la plus délaissée
des branches de la médecine — *on n'y croit plus* — et si une
pareille étrangeté n'est pas encore *officiellement proclamée*
il est bien certain qu'un murmure de doute et de scepticisme
hante tous les esprits !

C'est la conséquence fatale des prémisses de la médecine
dite positive qui n'a de positif que la *prétention à la certi-
tude.*

Pour nous qui ne voulons et ne comprenons qu'une médecine moins positive, faite avec de la physiologie et de la clinique, c'est-à-dire un mélange de science et d'art mystérieuse-
ment fusionnés dans des proportions qui varient pour chaque
maladie et pour chaque malade, au point qu'aucune branche
des connaissances humaines n'est comparable à la nôtre par
la complexité de son sujet et la profondeur des méditations
qu'il impose, nous reconnaissons qu'à côté des faits acquis
et bien positifs, qui sont les jalons ou les phares qui éclairent
un fait déterminé, il y a tout un monde d'inspiration

d'intuition, de divination (1)! Or c'est uniquement en tenant compte de ces deux éléments et en restant conforme à son génie que la médecine atteindra des résultats féconds ; c'est en tenant compte des moindres déviations des actes vitaux qu'elle préviendra les lésions organiques, et alors la thérapeutique devenue efficace, parce qu'elle sera clairvoyante et opportune, reprendra en médecine la place d'honneur que des erreurs doctrinales lui ont enlevée (2).

Passons à l'examen de quelques faits nouveaux que j'engage notre confrère à méditer, si sa répugnance n'est pas trop grande pour les vérités que l'anatomie pathologique n'a pas proclamées, et si parmi ses malades il en est qui demandent à être préservées d'avortements répétés, s'il en est qui deviennent albuminuriques pendant la grossesse, j'oserai me permettre de l'engager encore, — quand il aura tout essayé, — à recourir au traitement décongestionnant du foie. Je lui promets pour la plupart des cas, — et peut être pour tous, — des résultats inespérés.

Depuis huit ans que mon attention est éveillée sur ce point, j'ai recueilli (en ne comptant que les malades qui ont eu plusieurs avortements) onze observations dont six avec albuminurie. La première est celle d'une jeune femme de 27 ans

(1) Tous les phénomènes vitaux étant subordonnés à la composition chimique de la matière vivante, les progrès de l'analyse spectrale restreindront ce domaine de l'inconnu et de l'indémontré.

(2) Si mon confrère désire s'éclairer, et je ne doute pas qu'il le veuille sincèrement, je l'engage à venir une après-midi au laboratoire d'histologie de l'École de Médecine ; il y trouvera un des membres les plus éclairés de la Commission nommée par la Société de Médecine pour les recherches sur le choléra, et il apprendra de sa bouche pendant combien de temps il a été malade, par combien et par quels médecins il a été condamné et comment il a guéri !

C'est un exemple entre mille que je mets à la disposition de mon confrère.

qui avait eu trois avortements, par suite d'albuminurie, sans crises éclamptiques. Elle me consulta après le dernier avortement ; son foie était *très-gros*, la ligne de *matité supérieure* était plus élevé sur les trois diamètres d'au moins quatre centimètres. A ce propos je ferai observer à mon confrère, que c'est toujours de ce côté, c'est-à-dire *vers le haut*, que se fait l'hypertrophie congestive et les auteurs qui, je ne le sais que trop, enseignent seulement à rechercher le rapport des fausses côtes avec le rebord du foie seront bientôt forcés, par l'évidence des faits, à enseigner tout le contraire. Le rebord costal n'est dépassé que dans des cas très-exceptionnels, — *je le maintiens*.

La percussion au niveau de la convexité réveillait chez cette malade une douleur persistante pendant plusieurs minutes ; elle présentait, en outre, ces symptômes que notre confrère appelle *vagues et insignifiants* qui consistent dans un état dyspeptique, de la flatulence, des digestions lentes, de la constipation, des urines souvent bourbeuses, des cauchemars, un sommeil peu réparateur, de l'essoufflement à la montée, etc., en un mot tout le cortége des symptômes qui caractérisent la congestion chronique du foie, qui rendent la vie insupportable et qui, à tout propos, la mettent en péril, mais qui ne sont *rien* pour certains médecins parce que ces états n'ont pas à leurs yeux d'anatomie pathologique *officiellement étiquetée* et que le microscope n'a pas prononcé sur eux !

Je conseillai à cette malade un traitement décongestionnant du foie et consistant en purgations légères et à peu près quotidiennes, lotions chaudes sur tout le corps tant que le foie serait douloureux à la pression, et un peu de strychnine aux repas.

Cette femme avait quitté Marseille depuis plus de six ans ; je l'ai revue avec quatre enfants. Elle continue quoique très-irrégulièrement son traitement, qui consiste en strychnine alternant avec l'iodure de potassium à faible doses et en douches froides qui devaient remplacer les lotions chaudes quand le foie aurait cessé d'être douloureux.

Deux autres femmes sont celles citées dans mon travail et

dont l'une n'est pas redevenue enceinte et l'autre est déjà à son troisième enfant vivant.

Les trois autres albuminuriques ont eu : l'une deux avortements, la seconde trois et la troisième un premier enfant à terme et vivant, puis deux avortements. Il y avait, chez cette dernière, imminence de l'attaque, perte de la vue par rétinite albumineuse et épanchement ventriculaire avec déviation de la face, qui persiste bien que l'avortement date de plus d'un mois.

La douleur constante dans les hypochondres, le sentiment de plénitude et de meurtrissure sous-costale, la barre épigastrique l'augmentation de volume du foie et de la rate, la douleur presque toujours intolérable qu'il provoquera par la pression ou la percussion de ces organes, l'angoisse et la dyspnée, etc., etc. Tous ces symptômes éclairés par ses connaissances physiologiques montreront assez à notre confrère, en l'absence *d'autopsie et d'examen microscopique*, que le foie et la rate pourraient bien être *pour quelque chose* dans la production de cet état morbide !

Deux de ces femmes ont eu un enfant vivant et je ne doute pas que dans un an ou deux il en soit de même de la troisième.

Les sept femmes dont il me reste à faire le relevé avaient eu de deux à six avortements par congestion utérine ou apoplexie utéro-placentaire, se produisant de 1 1/2 à 7 mois ; l'une d'elles avait avorté quatre fois et accouché une fois prématurément d'un enfant mort depuis une quinzaine de jours.

Après le traitement décongestionnant du foie, cinq sont devenues mères, les deux autres sont enceintes, l'une doit accoucher dans 15 à 20 jours, l'autre actuellement à Hyères est enceinte de trois mois — c'est déjà un résultat car elle a avorté deux fois entre 1 1/2 et deux mois.

On conçoit aisément que la congestion chronique du foie par son action hemopoïetique et par son action mécanique puisse entretenir une congestion chronique de l'utérus qui rende plus intense et dangereuse pour la vie du fœtus le travail fluxionnaire et vital que sa présence provoque vers cet organe. Il se passe là un phénomène, jusqu'à un certain point, comparable à celui qui s'observe sur le rectum des hémorrhoïdaires.

Nous mettons également sur le compte d'un trouble hépatique cette altération du sang qui produit l'albuminurie et qui rend possible l'attaque d'éclampsie par la mise en jeu des reflexes dont le fœtus *vivant* est la source incitatrice.

Si mon excellent confrère me reproche de céder trop facilement à l'association des idées sans me préoccuper des prémisses, je l'engage, lorsqu'il verra une femme atteinte de congestion chronique du foie devenir enceinte, à se méfier de l'avortement ou qu'il me permette de lui rappeler que cette femme pourra bien devenir albuminurique (surtout si elle est issue d'arthritiques ou de diabétiques) et si tous ses moyens d'actions ont échoué, qu'il daigne alors recourir au traitement décongestionnant du foie. Peut-être cèdera-t-il à son tour, si non à l'association des idées, du moins à l'association des faits !

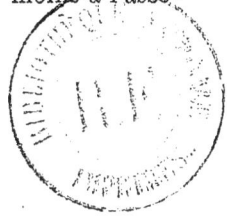